Sameh Mezri
Sameh Sayhi

IMPACTO DA RINITE ALÉRGICA NA OTITE SEROSA EM CRIANÇAS

Sameh Mezri
Sameh Sayhi

IMPACTO DA RINITE ALÉRGICA NA OTITE SEROSA EM CRIANÇAS

ScienciaScripts

Imprint

Any brand names and product names mentioned in this book are subject to trademark, brand or patent protection and are trademarks or registered trademarks of their respective holders. The use of brand names, product names, common names, trade names, product descriptions etc. even without a particular marking in this work is in no way to be construed to mean that such names may be regarded as unrestricted in respect of trademark and brand protection legislation and could thus be used by anyone.

Cover image: www.ingimage.com

This book is a translation from the original published under ISBN 978-620-6-71605-1.

Publisher:
Sciencia Scripts
is a trademark of
Dodo Books Indian Ocean Ltd. and OmniScriptum S.R.L publishing group

120 High Road, East Finchley, London, N2 9ED, United Kingdom
Str. Armeneasca 28/1, office 1, Chisinau MD-2012, Republic of Moldova, Europe
Printed at: see last page
ISBN: 978-620-7-91023-6

ÍNDICE DE CONTEÚDOS

INTRODUÇÃO

A otite seromucosa (OMS) é definida como a presença de uma efusão serosa asséptica nas cavidades do ouvido médio sem evidência de infeção aguda [1].

É uma patologia frequente na população pediátrica, com uma prevalência em idade escolar de 15 a 20% [2], sendo a principal causa de perda auditiva em crianças. Embora possa resolver-se espontaneamente ou com tratamento médico, a sua persistência pode ter repercussões na aquisição da linguagem e da fala, com grande impacto na qualidade de vida da criança e das suas famílias. A patogénese da OSM é multifatorial. A alergia, e em particular a rinite alérgica, foi identificada como um fator de risco independente para a OSM. De acordo com a literatura, a prevalência de rinite alérgica em pacientes com OSM pode chegar a 80% [3].

A rinite alérgica é uma inflamação do nariz mediada por IgE associada a sintomas típicos como prurido nasal, espirros, obstrução nasal e rinorreia. Provoca disfunção da trompa de Eustáquio e desregulação imunitária, levando à inflamação das cavidades do ouvido médio. O diagnóstico precoce e o controlo terapêutico adequado desta patologia são necessários na gestão da OSM, particularmente na população pediátrica. No entanto, são escassos os estudos que analisam a influência da rinite alérgica no controlo terapêutico da otite seromucosa, nomeadamente cirúrgico. O objetivo do nosso estudo foi descrever o impacto da rinite alérgica nos resultados clínicos, terapêuticos e audiométricos em crianças submetidas a cirurgia por otite seromucosa.

MÉTODOS

1. Tipo de estudo:

Foi feito um estudo descritivo retrospetivo dos registos dos pacientes operados por otite seromucosa no Departamento de Otorrinolaringologia (ORL) e Cirurgia de Cabeça e Pescoço do Hospital Militar de Túnis, durante o período de 2014 a 2021.

2. População do estudo:

2.1. Critérios de inclusão :

As crianças foram incluídas neste estudo:

• crianças em idade escolar (com idades compreendidas entre os cinco e os nove anos).

• submetidos a cirurgia para otite seromucosa, com colocação de uma via aérea transtimpânica (TTA), durante o período do estudo.

• com um seguimento pós-operatório mínimo de 12 meses.

• realização de, pelo menos, dois controlos audiométricos pós-operatórios com o TCA colocado: o primeiro entre um e três meses após a cirurgia e o segundo aos seis meses.

• com um controlo audiométrico após a remoção do TCA.

2.2. Critérios de não inclusão:

As crianças não foram incluídas:

• Ter de patologias otológicas associadas que podem distorcer a interpretaçío dos resultados (perda auditiva condutiva adicional).

• que foram encaminhados para cirurgia mas não compareceram às consultas.

2.3. Critérios de exclusão :

As crianças foram excluídas deste estudo:

• que não tenham efectuado um controlo clínico (menos de 12 meses de seguimento) e/ou uma audiometria pós-operatória.

• com mais de nove anos de idade na altura da cirurgia.

• com patologia adicional, como malformações congénitas (como fenda palatina, aplasia ossicular, trissomia 21) e doença do refluxo gastro-esofágico (DRGE) não tratada no momento da cirurgia.

3. Métodos:

3.1. Recolha de dados:

Os dados foram recolhidos a partir de formulários de consulta externa, registos médicos e relatórios operatórios.

Todos estes dados foram registados numa ficha de informação pré-estabelecida, específica para cada doente (Anexo 1).

Para cada doente, especificámos:

► Dados da entrevista:

- Sexo, idade

- História pessoal

- Sintomatologia funcional (sinais otológicos, sinais rinológicos e impacto na linguagem, na fala e na escolaridade)

► Dados do exame físico:

- Exame geral

- Exame do ouvido, nariz e garganta (exame otoscópico, rinológico e orofaríngeo)

► Resultados de investigações paraclínicas:

- Exames audiométricos: impedencimetria, audiometria tonal, potenciais evocados auditivos (PEA).

- Avaliação da fala e da linguagem

- Exame alergológico: Ensaio de imunoglobulina E total (IgE), teste multialérgico (Phadiatop), teste cutâneo de alergénios (TCA): teste de puntura, teste IgE monoespecífico (CLA para alergénios de pneus).

► Tratamento médico:

Para cada doente, foram registados os medicamentos recebidos, a sua dosagem, o número de doses tomadas e a duração do tratamento.

► Tratamento cirúrgico:

Para cada criança, foi especificada a indicação para a inserção do TCA, o tipo de TCA inserido, as cirurgias associadas à mesma operação e o acompanhamento pós-operatório imediato.

► Evolução pós-operatória:

As alterações clínicas e audiométricas foram registadas durante a inserção do TCA (de um a três meses e aos seis meses) e após a sua remoção.

► Duração do seguimento e casos de recidiva. Dividimos os pacientes em dois grupos:

- Grupo 1: crianças com OSM associada a rinite alérgica (RA)

- Grupo 2: crianças com OSM sem RA

Para cada grupo, comparámos a idade do OSM, o efeito do tratamento médico, os dados clínicos pré e pós-operatórios e a audiometria pré e pós-operatória (ATT no local e após remoção).

3.2. Definições:

• O diagnóstico de OSM baseou-se no aspeto clínico da otoscopia (tímpano opaco, azulado ou bolhas retrotimpânicas) e no resultado da timpanometria (curva tipo B ou C).

• A rinite alérgica foi definida pela presença de sinais funcionais e clínicos favoráveis (obstrução nasal, espirros, prurido nasal, rinorreia) associados a pelo menos um teste paraclínico positivo (prick test, ensaio IgE específico).

• A rinite alérgica foi classificada de acordo com a classificação de rinite alérgica da   ARIA (Allergic Rhinitis and its Impact on Asthma) na sua última atualização de 2017 (Anexo 2):

✓ Intermitente ou persistente, consoante a duração dos sintomas:

- AR intermitente quando os sintomas estão presentes durante menos de quatro semanas e menos de 4 dias por semana.

- AR persistente quando os sintomas estão presentes durante mais de quatro semanas e mais de 4 dias por semana.

✓ Ligeiro ou moderado a grave, consoante a intensidade dos sintomas e o seu impacto no sono e na qualidade de vida da criança:

- Ligeiro: não corresponde à definição de moderado/grave

- Moderado a grave: preenche um ou mais dos seguintes critérios: perturbação do sono/prejuízo do rendimento escolar/prejuízo do rendimento escolar/prejuízo do rendimento escolar/prejuízo do rendimento escolar/prejuízo do rendimento escolar/prejuízo do rendimento escolar.

Comprometimento das actividades diárias e de lazer/sintomas incómodos.

• Otite média aguda recorrente (OMA): número de episódios de OMA maior ou igual a três num período de 6 meses ou quatro num período de um ano [3].

• Atopia: é definida como uma predisposição genética para produzir anticorpos IgE específicos contra alergénios ambientais [3].

• Sensibilização: é definida pela produção de anticorpos IgE específicos para um ou mais alergénios [3].

• Alergia: é a presença de sintomas e sinais imediatamente após a exposição ao alergénio sensibilizante [3].

• A recuperação foi definida como uma melhoria subjectiva da audição associada a uma melhoria do limiar audiométrico.

• Otorréia precoce: ocorre durante o primeiro mês de pós-operatório [4].

• Otorréia secundária: ocorre após o primeiro mês de pós-operatório [4].

3.3. Parâmetros audiométricos:

• Impedencimetria: utilizada para traçar a curva de complacência tímpano-ossicular (timpanograma) (apêndice 3):

- Curva de tipo A: curva centrada com um pico estreito correspondente à complacência normal do sistema tímpano-ossicular.

- Curva de tipo B: uma curva plana que indica uma mobilidade timpânica reduzida devido à presença de um derrame retro-timpânico.

- Curva tipo C: desvio da curva para pressões negativas, indicando disfunção tubária.

• Audiometria tonal pura:

Para cada doente, foi registado o limiar em decibéis (dB) para a condução aérea (CA) e para a condução óssea (CO) para as frequências de 500, 1000, 2000 e

4000 Hz.

O limiar auditivo médio em dB CA foi calculado através da seguinte fórmula: (limiar a 500 Hz + limiar a 1000 Hz + limiar a 2000 Hz) / 3 O resultado funcional foi avaliado através da comparação dos limiares auditivos dos audiogramas tonais pré e pós-tratamento, calculando assim o ganho auditivo médio para cada orelha.

3.4. parâmetros alergológicos:

• Níveis de IgE total: medidos utilizando o método de quimioluminescência. Um nível é considerado elevado quando excede 90 UI/ml.

• Teste multialérgico (Phadiatop): foi efectuado utilizando a técnica de quimioluminescência. Incluiu os seguintes alergénios: Dermatophagoides, amboisia, plátano, rabo de raposa comum, gato (epitélio), cão (escamas), Penicillium notatum, Alternaria tenuis, erva-dos-prados, erva-dos-prados.

• Identificação do alergénio: Foram utilizados dois métodos: o teste de puntura e o teste IgE específico monoespecífico:

✓ O teste da picada: Apenas foram testados pneumalergénios: ácaros do pó da casa: Dermatophagoides Pteronyssinus (DP) e Dermatophagoides Farinae (DF).

12 ervas/ 4 cereais/ látex/ pelo de gato/ barata/ penas mistas/ pelitório/ 5 ervas/ cipreste/ oliveira/ alteria.

O teste foi considerado positivo quando o controlo negativo era negativo, o controlo positivo era positivo e o diâmetro da pápula era superior a 3 mm, ou quando o diâmetro era superior a metade do diâmetro do controlo positivo [5]. Um teste de puntura positivo indica sensibilização a este alergénio.

■ Teste monoespecífico de IgE específica: CLA 30 pneumalergénios: O

A IgE específica foi medida utilizando a técnica de quimioluminescência. Foram testadas oito famílias de alergénios: pólenes de árvores, pólenes de gramíneas, pólenes de herbáceas, pêlos de animais, bolores, látex, insectos e ácaros do pó da casa, incluindo 30 alergénios. Este teste foi considerado positivo para um alergénio quando a sua concentração de IgE excedeu 0,7 UI/ml.

4. Estatísticas de análise:

Os dados foram introduzidos e analisados utilizando o software IBM SPSS Statistics 25.0. Foram calculadas frequências absolutas e frequências relativas (percentagens) para as variáveis categóricas. Para as variáveis quantitativas, foram calculadas as médias e os desvios-padrão, as medianas e os intervalos interquartis.

5. Pesquisar bibliografia:

A bibliografia foi introduzida utilizando o software Zotero. As bases de dados consultadas foram a Pubmed e a Science direct, bem como a biblioteca da Faculdade de Medicina de Tunes. As palavras-chave utilizadas em francês e inglês foram:

- Rhinite allergique / Rinite alérgica

- Otite média com efusão / Otite seromucosa

- Traitement / Tratamento

- Evolução / Evolução

- Audiometria / Audiometria

6. Considerações éticas e conflitos de interesses:

Dada a sua natureza retrospetiva, este estudo não foi objeto de consentimento prévio por parte dos doentes incluídos. A confidencialidade dos registos médicos foi respeitada durante a recolha e análise dos dados. Declaramos não ter havido conflitos de interesse na elaboração deste estudo.

RESULTADOS

1. Estudo epidemiológico :

1.1. Frequência:

Durante o período de nosso estudo (2014-2021), identificamos 60 crianças em idade escolar tratadas por otite seromucosa que necessitaram de aeração transtimpânica, uma frequência de 7,5/ano. A rinite alérgica foi diagnosticada em 26 crianças. Sua prevalência em nossa série foi de 43%.

1.2. Repartição por género:

O nosso estudo incluiu 32 rapazes e 28 raparigas, o que corresponde a um rácio entre os sexos de 1,14.

1.3. Repartição por idade:

A idade média da nossa população era de 6,5 anos [5-9 anos]. Registámos um pico aos 6 anos de idade. Sessenta e cinco por cento destas crianças tinham menos de 8 anos de idade.

2. Estudo clínico:

2.1. História da patologia :

Quarenta e três por cento das crianças tinham antecedentes patológicos (Tabela I).

Tabela I: Distribuição das crianças de acordo com os antecedentes patológicos.

Pathological history	Workforce	Percentage (%)
Allergic asthma	4	7
Recurrent sore throat	12	20
Acute recurrent otitis media	14	23

2.2. Ambiente:

Os dados ambientais estavam disponíveis em 70% dos casos (N=42). Destes casos, 22 estavam expostos a factores de risco ambientais para a OSM. Este quadro resume os vários factores de risco ambiental a que estas crianças estão expostas (Quadro II).

Tabela II: Distribuição das crianças de acordo com os factores de risco ambientais.

Ambiente	Força de trabalho	Percentagem (%)
Tabagismo passivo	5	11,9
Humidade	7	16,7
Vida comunitária	12	28,6
Presença na creche	20	47,6

2.3. Sinais funcionais :

Os sinais funcionais relatados no momento da consulta foram dominados pela perda auditiva em ambos os grupos, observada em 83% dos casos (Tabela III).

Tabela III: Distribuição das crianças nos dois grupos de acordo com os sinais funcionais.

Functional sign (%)	Group with RA		Total (%)
Hearing loss	77	88	83
Earache	38	29	33
Language delay	15	23	20
School delay	11	19	17
Nasal pruritus	100	0	43
Nasal obstruction	100	6	78
Sneezing	100	0	43
Rhinorrhea	92	11	78
Nocturnal snoring	54	19	35
Mouth breathing	15	11	13

No grupo OSM com RA, 43% das crianças apresentavam sintomas persistentes e 23% sofriam de perturbações do sono e/ou de um impacto nas suas actividades diárias (Figura 1).

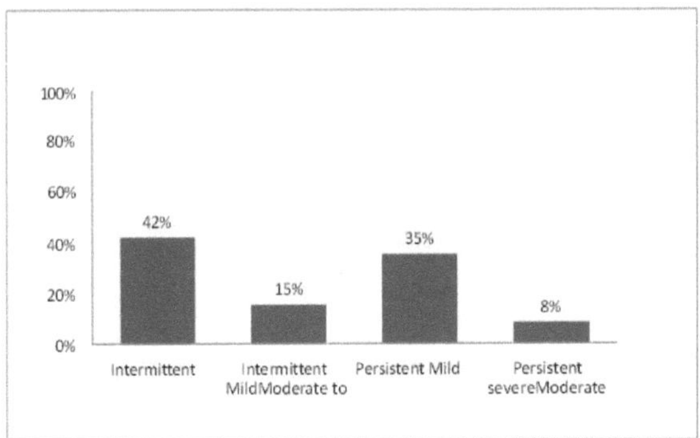

Figura 1: Distribuição das crianças do grupo OSM com RA de acordo com a classificação ARIA da sua rinite alérgica.

3.4. Antiguidade do l'OSM

O tempo médio de acompanhamento da otite seromucosa antes do tratamento cirúrgico foi de 13 meses para ambos os grupos (11 meses para o grupo OSM sem AR e 16 meses para o grupo OSM com AR).

3.5. Exame :

3.5.1. Exame :

Todas as crianças apresentavam um bom estado de saúde geral na altura da consulta. Não foi possível calcular o índice de massa corporal (IMC) devido à falta de dados.

3.5.2. Otologia de exame:

A otoscopia foi consistente com OSM bilateral em todas as crianças. O tímpano estava opaco em 91,6% dos ouvidos examinados (Tabela IV).

Tabela IV: Distribuição das crianças de acordo com o resultado do exame otoscópico.

Otoscopic appearance	Group without		Group with RA	
	OD	OG	OD	OG
Dull tympanum	32	31	24	23
Retro-tympanic bubbles	1	2	1	1
Bluish tympanum	1	0	0	0
Shrink pocket	0	1	1	2
Total	34	34	26	26

OD: orelha direita, **OG:** orelha esquerda

3.5.3. Exame rinológico :

A rinoscopia anterior foi normal em 43% das crianças. Nas restantes, revelou hipertrofia dos cornetos inferiores (HCI) e rinorreia clara em 43% e 20% dos casos, respetivamente (Figura 2).

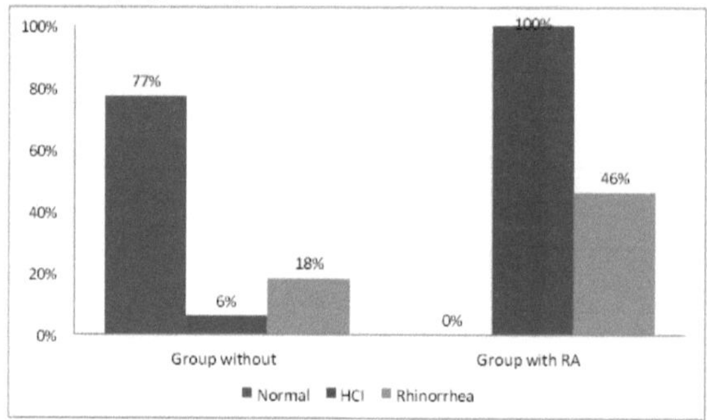

Figura 2: Distribuição das crianças de acordo com o resultado do exame rinológico.

A endoscopia nasal, realizada em 84% dos casos, revelou adenoides hipertróficas em 74% dos casos, sendo 32% obstrutivas (Figura 3).

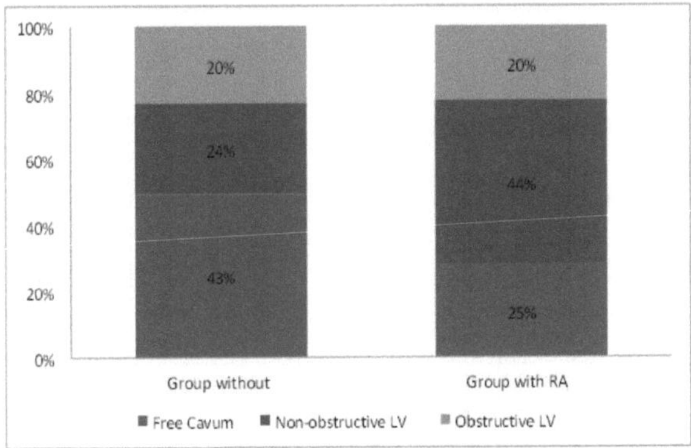

Figura 3: Distribuição das crianças de acordo com o resultado do exame endoscópico.

3.5.4. Exame orofaríngeo:

O exame da orofaringe revelou amígdalas palatinas (AP) hipertróficas em 57% dos casos, sendo 18% obstrutivas (Figura 4).

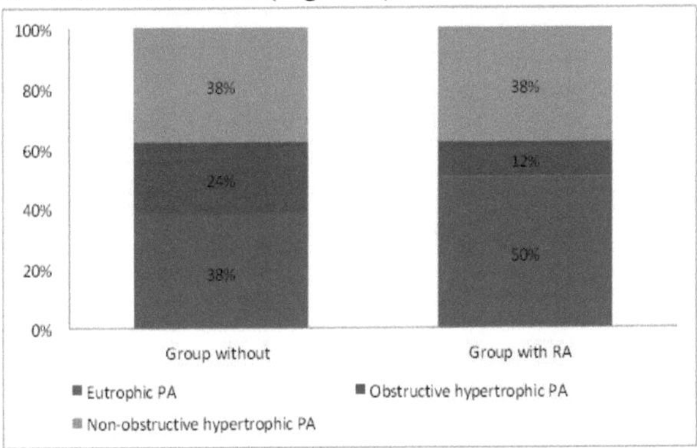

Figura 4: Distribuição das crianças de acordo com o resultado do exame orofaríngeo.

4. Investigações paraclínicas :

4.1.Teste audiométrico inicial :

4.1.1. Medição da impedância :

A impedancimetria foi realizada em todos os nossos pacientes. A curva do timpanograma foi do tipo B em 83% dos casos. Os demais apresentaram curva do tipo C. Todas as crianças do grupo OSM com RA apresentaram timpanograma do tipo B, enquanto 70% das crianças sem RA apresentaram timpanograma do tipo B (Figura 5).

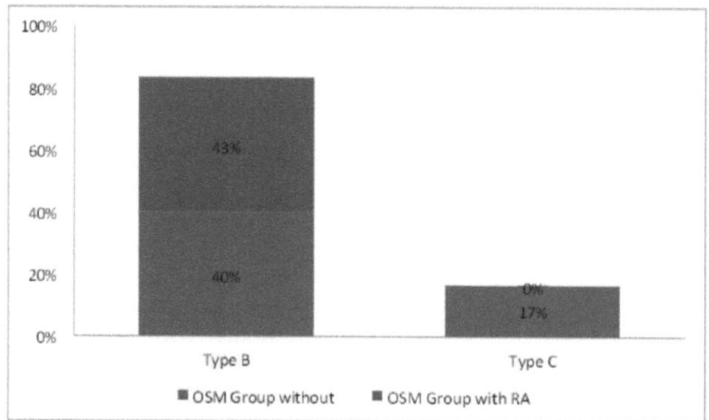

Figura 5: Distribuição das crianças de acordo com o resultado do timpanograma.

4.1.2. Audiometria :

A audiometria foi efectuada em todas as crianças. A audiometria revelou perda auditiva condutiva bilateral em todos os casos. O limiar médio foi de 42 dB [30-55 dB] para a orelha direita e 40 dB [28-52 dB] para a orelha esquerda (Figura 6 e Tabela V).

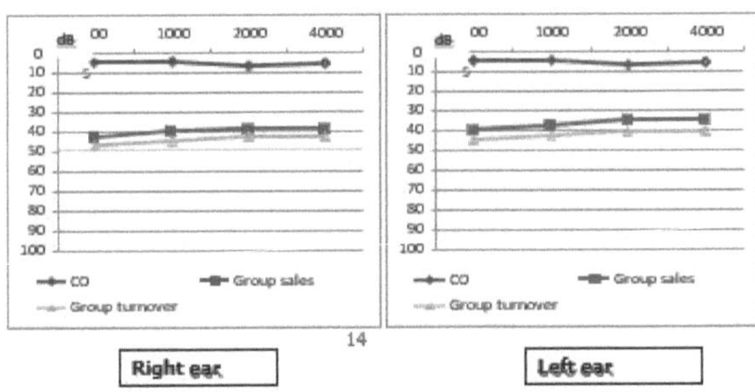

Figura 6: Média dos limiares auditivos das crianças dos dois grupos.

Tabela V: Média da perda auditiva das crianças de ambos os grupos antes do tratamento cirúrgico.

Limiar auditivo médio (dB)

	Grupo sem AR	Grupo com AR
Orelha direita	41 [30 - 50]	44 [35 - 55]
Orelha esquerda	38 [28 - 47]	42 [30 - 52]
Duas orelhas	39,5	43

4.1.3. Potenciais evocados auditivos :

Foi solicitada a realização de uma PEA a sete doentes devido a dúvidas quanto ao limiar de audição na audiometria tonal. O limiar médio foi de 44 dB [40-50] à direita e 43 dB [35-45] à esquerda.

4.1.4. Avaliação da fala e da linguagem :

Foi efectuada uma avaliação da fala e da linguagem em 28 crianças. Esta revelou um atraso de linguagem em 15 delas. Na avaliação audiométrica, estas crianças apresentavam perda auditiva condutiva bilateral com um limiar médio no ouvido melhor de 44 dB [43-46]. Estas crianças receberam terapia da fala.

4.2. Teste de alergia :

4.2.1. Determinação dos anticorpos IgE totais :

Foi solicitado um ensaio de IgE total em duas crianças cujos resultados foram elevados (valor médio de 103 UI/ml).

4.2.2. Teste multialergénico (Phadiatop) :

Este teste foi solicitado para seis crianças. Os resultados foram positivos em todos os casos.

4.2.3. Identificação do alergénio :

4.2.3.1. O teste da picada :

Foi efectuado um teste de punção de pneumalergénios em todas as 26 crianças que apresentavam sintomas clínicos sugestivos de rinite alérgica. O resultado foi positivo em 77%. A sensibilidade aos ácaros do pó da casa foi observada em 90% dos testes positivos (Quadro VI). A sensibilização múltipla foi registada em 90% dos casos. A sensibilização aos pólenes foi observada em 25% dos casos (pólen de oliveira em todos os casos), não tendo sido efectuados testes a alergénios alimentares.

Tabela VI: Distribuição dos pneumalergénios.	de crianças de acordo com	resultado do teste da picada para
Sensibilização	Número de crianças	Percentagem de testes (%)
DP+ DF	11	42
DP+ DF+ Olivier	3	11
Olivier	2	8
DP+ DF+ Alternaria	2	8
DP+ DF+ Barata	1	4
DP+ DF+ Pelo de gato	1	4
Total	20	77

4.2.3.2. Teste IgE específico único :

Seis crianças foram testadas para anticorpos IgE específicos. Estas crianças apresentavam sintomas sugestivos de rinite alérgica e um teste de puntura negativo. Este revelou sensibilização aos ácaros do pó da casa (DP e DF) em todos os casos. No final desta investigação alergológica, o diagnóstico de rinite alérgica foi confirmado em 26 crianças. Os ácaros do pó da casa (DP+DF) foram os alergénios mais frequentemente envolvidos, encontrados em 24 crianças (92%) (Figura 6).

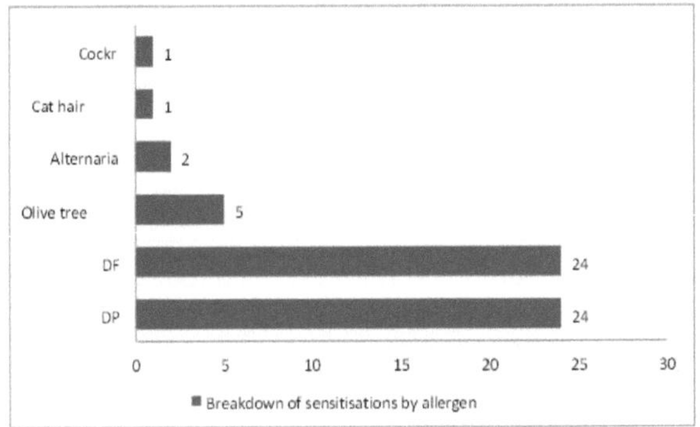

Figura 7: Repartição das sensibilizações por alergénio.

5. Tratamento médico:

Uma vez efectuado o diagnóstico de OSM, foi instituído um tratamento médico inicial para todas as crianças. Para o grupo cujo diagnóstico de rinite alérgica foi confirmado, foi prescrito um tratamento específico.

A figura 7 resume os diferentes tratamentos médicos administrados aos dois grupos.

5.1. Antibioticoterapia :

A antibioticoterapia (ATB) à base de amoxicilina foi prescrita a 28 crianças (46,7%), numa dose média de 80 mg/kg/d, e com uma duração média de sete dias. Destas crianças, 68% (N=19) pertenciam ao grupo OSM com AR (Figura 7).

5.2. Terapia com corticosteróides orais :

Metade das crianças recebeu terapêutica corticosteroide (CT) oral à base de prednisolona numa dose média de 1mg/kg/d (N=30). O número médio de cursos foi de dois por ano. Sessenta por cento destas crianças pertenciam ao grupo OSM com AR.

5.3. Anti-histamínico oral :

Todas as crianças com um diagnóstico confirmado de rinite alérgica (N=26) receberam um anti-histamínico oral (AH). A molécula mais utilizada foi a Cetirizina (Allergica@) (para 18 crianças), numa dose de 5mg/d para crianças com menos de seis anos e 10mg/d para crianças com □ seis anos. Para as restantes, o medicamento prescrito foi a Desloratadina (Deslor[@]) na dose de 5mg/dia. A duração média do tratamento foi de 14 meses [2 - 24 meses].

5.4. Tratamento por via nasal :

-Limpeza nasal com soro fisiológico

A limpeza nasal com soro fisiológico foi prescrita a todas as crianças.

-Terapia com corticosteróides nasais

A terapêutica com corticosteróides nasais (CT) foi iniciada em 70% das crianças (N=42). Destas crianças, 43,3% sofriam de rinite alérgica (grupo OSM com RA). O fármaco utilizado foi a fluticasona (Rinosal[@] , Flixonase[@]) na dose diária de 50ug/d em 64,3% dos casos (N=27) e o pivalato de tixocortol (Pivalone 1%[@]) na dose de uma pulverização/dia nos restantes casos (N=15). A duração média do tratamento foi de 8 meses [4 - 24 meses].

-Derivados soprados:

Quinze crianças (25%) receberam derivados nasais insuflados (Actisouffre).[@]

5.5. Alergénio de imunoterapia:

Quatro crianças receberam imunoterapia com alergénios (AIT). O alergénio envolvido foi o DP+DF em três casos e a oliveira num caso. A via sublingual foi utilizada em todos os casos. A duração média foi de quatro anos [3-5 anos].

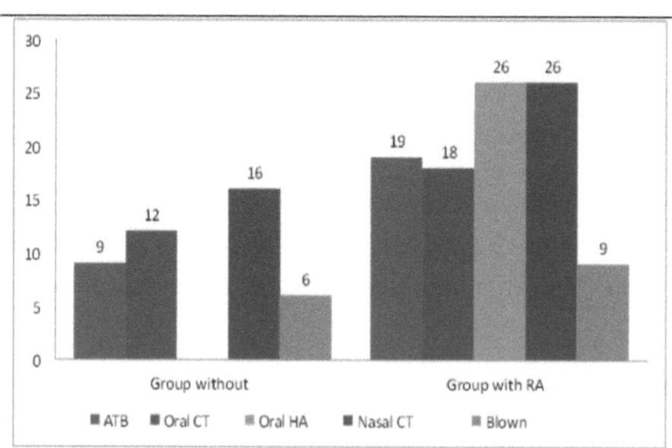

Figura 8: Repartição dos diferentes tratamentos médicos administrados nos dois grupos.

6. Tratamento cirúrgico:

Quando o tratamento médico não melhorou, todas as crianças foram equipadas com uma via aérea transtimpânica (TTA).

6.1. Indicações para a cirurgia de tratamento:

Em todos os casos, um limiar auditivo superior a 30 dB foi a razão para a adaptação do TCA, e em 15 casos este estava associado a uma deficiência linguística.

6.2. Procedimento cirúrgico

O procedimento cirúrgico foi efectuado sob anestesia geral em todos os casos. O TCA utilizado foi um TCA em forma de "T" de Teflon. Noventa por cento das crianças foram submetidas à colocação de TCA bilateral. Dezasseis crianças com adenóides obstrutivas foram submetidas a adenoidectomia em simultâneo e dez tiveram as amígdalas palatinas removidas.

6.3.Cirurgia imediata:

Todas as crianças foram submetidas a pelo menos seis horas de monitorização pós-operatória. Não foram registadas complicações no pós-operatório imediato. Todos os pacientes receberam alta no mesmo dia.

7. Evolução pós-cirúrgica da otite seromucosa :

7.1.Controlo de um a três meses após a operação:

7.1.1. Resultados

Na otoscopia de seguimento, o TTA estava colocado em todos os casos. A otorreia foi observada em nove casos, o que motivou a prescrição de gotas auriculares antibióticas por um período médio de sete dias. Destas crianças, sete pertenciam ao grupo OSM com AR (77,8%). No caso de uma criança, em que a otorreia persistiu, foi prescrita antibioticoterapia oral e a otorreia cedeu após sete dias de tratamento.

7.1.2. Resultados audiométricos:

Verificou-se uma melhoria do limiar audiométrico em todas as crianças. A média dos limiares audiométricos foi de 22 dB à direita [15 - 27 dB] e 20 dB à esquerda [13 - 25 dB], o que representa um ganho médio de 20 dB. Este ganho foi maior no grupo OSM sem AR (21,5 dB), contra 18 dB no grupo com AR (Tabela VII, Figura 8).

Tabela VII: Média do ganho auditivo um a três meses após a inserção do aerador transtimpânico em ambos os ouvidos e para ambos os grupos.

Ganho médio (dB)	Grupo OSM sem AR	Grupo OSM com AR
Orelha direita	19 [14 - 22]	19 [14 - 24]
Orelha esquerda	20 [16 - 24]	17 [12 - 21]
Dois lados	21,5 [15 - 23]	18 [13 - 22,5]

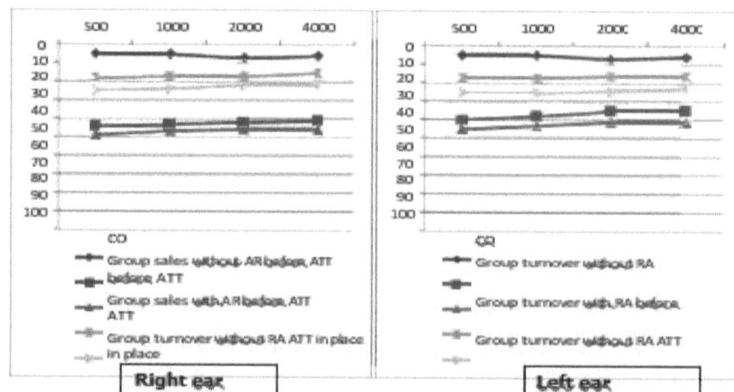

Figura 9: Média da audiometria tonal antes da inserção do TCA e um a três meses depois, para as crianças de ambos os grupos.

7.2. Controlo aos seis meses após a operação:

7.2.1. Resultados

Na otoscopia de acompanhamento, o TCA estava posicionado em todos os casos. Não houve nenhum caso de migração do TCA.A otorreia foi detectada em dez casos, sendo oito no grupo OSM com AR (80%). Destes casos, sete foram concomitantes com um episódio de rinite e os outros três com natação. Foi administrada antibioticoterapia local em todas as crianças, com melhora após uma média de oito dias de tratamento.

7.2.2. Resultados audiométricos:

A média dos limiares audiométricos foi de 24 dB à direita [20 - 30 dB] e 23 dB à esquerda [15 - 28 dB], o que representa um ganho médio de 17,5 dB. Este ganho foi maior no grupo OSM sem AR (18,5 dB), contra 16 dB no grupo com AR (Tabela VIII, Figura 9).

Tabela VIII: Média do ganho auditivo aos seis meses após a inserção do aerador transtimpânico em ambas as orelhas e para ambos os grupos.

Ganho médio (dB)	Grupo OSM sem AR	Grupo OSM com AR
Orelha direita	20 [18 - 27]	17 [14 - 22]
Orelha esquerda	17 [15 - 25]	15 [13 - 20]
Dois lados	18,5 [16,5- 26]	16 [13,5 - 21]

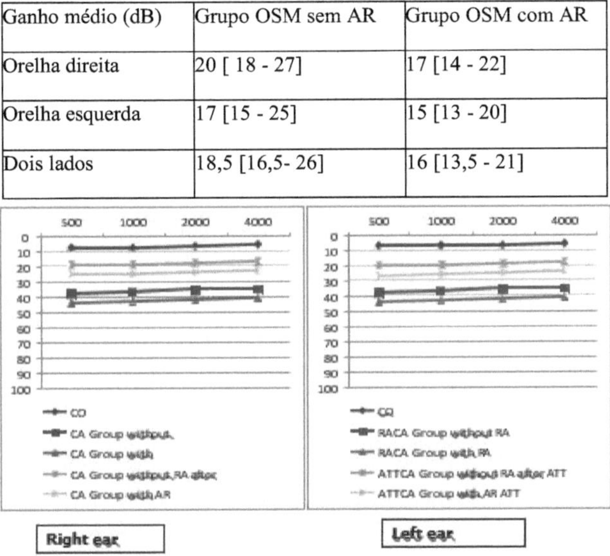

Figura 10: Média da audiometria tonal antes e 6 meses após a inserção do TTE para ambos os grupos.

7.3. Verificar após a remoção do :

7.3.1. Tempo de instalação do l'ATT:

A duração média do TCA foi de 13 meses [8-18 meses]. A remoção espontânea do TCA foi observada em dez crianças, seis das quais pertenciam ao grupo OSM com AR (60%). A demora média foi de 9 meses [8-12 meses]. Nos outros casos, a remoção ocorreu após uma média de 14 meses [10-18 meses].

7.3.2. Resultados

A melhoria da audição manteve-se estável em 86% dos casos e, à otoscopia, o tímpano voltou ao seu aspeto normal em 81,7% dos casos. Numa criança foi observada uma perfuração timpânica após a remoção do TCA, que cicatrizou completamente ao fim de seis meses.

7.3.3. Resultados audiométricos:

O limiar audiométrico médio após a retirada do TCA em ambas as orelhas foi de 22,5 dB [15 - 29 dB]. Para o grupo OSM sem AR, esse limiar foi de 19 dB, ao contrário do grupo com AR, que foi de 27 dB. O ganho auditivo médio em ambas as orelhas foi de 18,5 dB [15-27 dB] (Tabela IX, Figura 10).

Tabela IX: Ganho auditivo médio após a remoção do aerador transtimpânico em ambas as orelhas e para ambos os grupos.

Ganho médio (dB)	Grupo OSM sem AR	Grupo OSM com AR
Orelha direita	21 [18 - 25]	17 [14 - 24]
Orelha esquerda	20 [16 - 27]	15 [13 - 26]
Dois lados	20,5[17- 26]	16 [13,5 - 25]

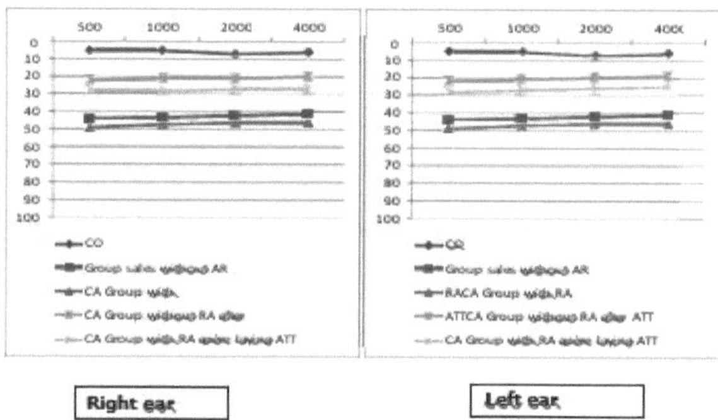

Figura 11: Média da audiometria tonal antes e depois da inserção do TCA para as crianças de ambos os grupos.

7.3.4. Recorrência de otite seromucosa :

A recorrência de OSM foi observada em quatro crianças. O atraso médio foi de 14 meses após a remoção do TSA, com extremos variando de 12 a 24 meses. Três dessas crianças pertenciam ao grupo com rinite alérgica associada. Estas crianças receberam tratamento médico baseado em cursos de corticosteróides. Observou-se uma melhoria clínica e audiométrica em dois doentes. Os outros dois foram perdidos no seguimento.

7.3.5. Recuo pós-operatório

O tempo médio de acompanhamento após a introdução do TCA foi de 17 meses, com extremos variando de 12 a 39 meses. Um total de 32% das crianças desenvolveram otorreia no pós-operatório, 25% das quais estavam no grupo OSM com AR, 17% tiveram expulsão precoce do TCA e 2% tiveram perfuração residual. A recorrência da OSM após a remoção do TCA foi observada em 7% das crianças, sendo 5% no grupo OSM com AR (Figura 11).

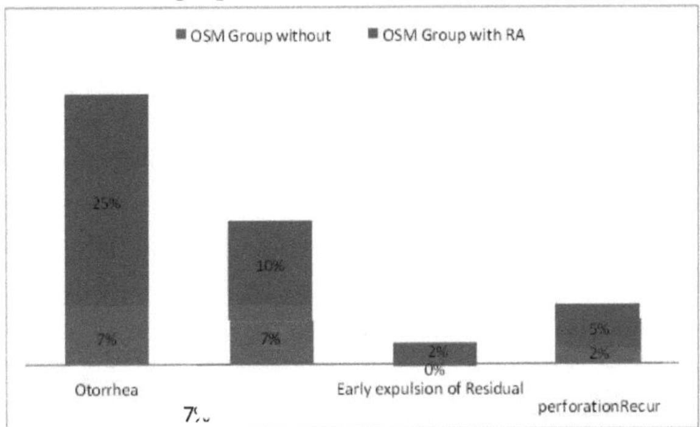

Figura 12: Distribuição das crianças nos dois grupos de acordo com as complicações surgidas após a inserção do TCA.

1. Os principais resultados do nosso estudo:

O objetivo do nosso estudo foi descrever o impacto da rinite alérgica nos resultados clínicos, terapêuticos e audiométricos em crianças submetidas a cirurgia por otite seromucosa.Para tal, realizámos um estudo retrospetivo monocêntrico dos registos de crianças tratadas cirurgicamente por otite seromucosa no Departamento de Otorrinolaringologia e Cirurgia de Cabeça e Pescoço do Hospital Militar de Tunes, durante o período de 2014 a 2021. Exigimos um acompanhamento pós-operatório mínimo de 12 meses e um controlo audiométrico pós-operatório com o TCA colocado entre um e três meses após a cirurgia, depois aos seis meses e um controlo audiométrico após a sua remoção. Dividimos as crianças em dois grupos: um grupo com OSM associada à rinite alérgica e um grupo com OSM sem rinite alérgica. Nossa casuística incluiu 60 crianças, representando uma frequência de 7,5 casos por ano. A idade média foi de 6,5 anos. O rácio entre os sexos foi de 1,14. A história patológica foi dominada pela OMA recorrente encontrada em 23% dos casos. A frequência de creche foi o fator ambiental mais comum. Os sinais otológicos funcionais foram dominados por hipoacusia (83%) e os sinais rinológicos dominados por obstrução nasal e rinorreia (78% cada). A OSM foi bilateral em todas as crianças. O tímpano era opaco em 91,6% dos ouvidos examinados. As crianças do grupo com OSM e RA tinham maior probabilidade de apresentar um timpanograma do tipo B (100% em comparação com 70% no grupo sem RA). O limiar médio de audição foi mais elevado no grupo OSM com RA (43 dB, em comparação com 39,5 dB no outro grupo). Todas as crianças com sintomas de rinite alérgica foram submetidas a uma avaliação alergológica. Após a conclusão desta avaliação, o diagnóstico de rinite alérgica foi confirmado em 26 crianças (grupo OSM com RA). A prevalência de RA na nossa série foi de 43,3%. Os ácaros do pó da casa (DP+DF) foram os alergénios mais frequentemente envolvidos, encontrados em 92,3% destas crianças. A comparação dos tratamentos médicos recebidos pelos dois grupos mostrou uma maior frequência de prescrição de corticosteróides orais e antibióticos nas crianças do grupo OSM com RA. A melhora subjetiva da audição após o TAT foi relatada e m todas as crianças. O ganho auditivo médio aos três e seis meses após o TAT foi menor no grupo OSM com RA (18 dB vs. 21,5 dB aos três meses e 16 dB vs. 18,5 dB aos seis meses para o outro grupo). A duração média do TCA foi de 13 meses [8-18 meses]. Após a remoção do TCA, o limiar auditivo médio foi de 19 dB para o grupo OSM sem AR e 27 dB para o grupo OSM com AR. No pós-operatório, 32% das crianças desenvolveram otorreia (25% no grupo OSM com AR e 7% no grupo sem AR), 17% tiveram expulsão precoce do TCA e 2% tiveram perfuração residual. A recorrência da OSM após a remoção do TCA foi observada em 7% das crianças, 5% das quais no grupo OSM com AR. O seguimento pós-operatório médio foi de 17 meses.

2. Pontos fortes e limitações do nosso estudo:

► A natureza retrospetiva do estudo: realizámos um estudo retrospetivo, descritivo e longitudinal, que, como qualquer estudo retrospetivo, incluiu um viés :

- Viés de informação: os dados foram recolhidos de forma uniforme, utilizando um formulário digital pré-estabelecido. Não foi possível recolher alguns dados de todos os doentes.

- Viés de migração: é possível que alguns doentes tenham continuado o seu tratamento noutros hospitais. Consequentemente, certas complicações ou recorrências podem não ter sido registadas.

- Os doentes foram tratados por médicos diferentes com atitudes terapêuticas diferentes.

- O acompanhamento dos doentes durante 2020 e 2021 não foi o ideal devido à epidemia de SARS COVID19. Alguns doentes não compareceram às suas consultas de seguimento.

► Acompanhamento pós-operatório:

Foi excluído um número significativo de casos, devido à falta de cumprimento dos controlos pós-operatórios.

A duração do acompanhamento não foi a mesma para todos os doentes. Em alguns doentes, foi curto para detetar a recorrência.

► A amostra: o número total de pacientes no estudo foi insuficiente para um estudo estatístico.

► Âmbito do estudo: a duração do estudo permitiu-nos avaliar a eficácia do TCA e compará-la entre os dois grupos.

3. Estudo comparado com dados da literatura:

3.1. Estudo epidemiológico :

3.1.1. Frequência:

3.1.1.1. Prevalência de otite seromucosa em crianças com rinite alérgica:

A prevalência de OSM na população pediátrica em idade escolar foi estimada em 20%. Num estudo realizado por Passali et al, comparando dois grupos de crianças: um com RA e outro sem RA, os autores verificaram que 7,5% do grupo com RA apresentava OSM, em comparação com 1,6% do grupo sem RA [6]. Segundo outros autores, esta prevalência pode ultrapassar os 40%, sublinhando o papel da alergia na génese da OSM [7]. Vários mecanismos têm sido propostos para explicar o papel da alergia no desenvolvimento da OSM: a reação inflamatória e a obstrução do orifício da trompa de Eustáquio, a resposta imunitária mediada por Th2 no ouvido médio e a aspiração de secreções nasofaríngeas alérgicas carregadas de bactérias para a cavidade do ouvido médio [8]. Estes mecanismos explicam a elevada prevalência de OSM em doentes alérgicos.

3.1.1.2. Prevalência de rinite alérgica em crianças com otite seromucosa:

A incidência de rinite alérgica na população pediátrica tem sido referida como sendo de 5-10%. Ao longo das últimas décadas, esta prevalência em crianças em idade escolar tem continuado a aumentar, tal como demonstrado pelos resultados do estudo observacional internacional ISAAC (International Study of Asthma and Allergy in Childhood) [9]. Cheng e colegas realizaram uma meta-análise que incluiu sete estudos de caso-controlo sobre a associação entre rinite alérgica e OSM. A prevalência de rinite alérgica foi três vezes maior no grupo de crianças com OSM do que no grupo de controlo [10]. Vários estudos demonstraram que 40 a 50 % das crianças com mais de três anos de idade com OSM sofriam de RA. Para Alles et al, essa prevalência pode ultrapassar 80% [11]. Na nossa série, essa prevalência foi de 43%.

3.1.2. Idade e género:

De acordo com a literatura, a prevalência de OSM foi mais elevada em crianças com idades compreendidas entre os quatro e os oito anos. Ela tende a diminuir com a idade [12]. Num estudo transversal envolvendo 1.488 crianças em idade escolar, Al-Humaid et al estudaram os factores de risco para o desenvolvimento de OSM, particularmente os relacionados com a idade. Eles encontraram uma correlação estatisticamente significativa entre OSM e idade inferior a oito anos (OR=5,052) [13]. No nosso estudo, 65% das crianças com OSM persistente tinham menos de oito anos de idade. A variabilidade da proporção entre os sexos encontrada na casuística não pode confirmar uma predominância de sexo nas crianças com OSM (Tabela X).

Quadro X: Comparação da idade média e do rácio entre os sexos com a literatura.

EstudoNúmero de casos Idade média Rácio entre os sexos

Norhafizah et al [12]	130	8	1,06
Martines et al [7]	40	5,5	0,4
O nosso estudo	60	6,5	1,14

3.1.3. História médica e cirúrgica :

Saim et al, estudaram os fatores de risco médicos para OSM em um estudo que incluiu 1097 crianças. A história de OMA, rinite alérgica, angina recorrente e anomalias craniofaciais foram estatisticamente associadas a um maior risco de OSM [14]. Na nossa série, além da RA, 23,3% das crianças tinham OMA recorrente, 20% tinham amigdalite recorrente e 7% tinham asma alérgica.

3.1.4. Factores :

3.1.4.1. Factores de risco ambientais para a otite seromucosa :

Saim et al. destacaram os factores de risco não médicos que influenciam o aparecimento da OSM. Estes incluíam, para além da idade, a dimensão da família, história de OSM nos irmãos, curta duração ou ausência de amamentação e tabagismo passivo [14]. Norhafizah et al também encontraram uma relação estatisticamente significativa entre o tamanho da família de quatro ou mais pessoas e o desenvolvimento de OSM persistente [12].

3.1.4.2. Factores de risco ambientais para a rinite alérgica :

Num estudo transversal realizado na Tunísia em 2009 com 200 crianças,

A análise estatística dos vários factores de risco para a sensibilização concluiu que estes factores, para além da atopia familiar e pessoal, eram: curta duração do aleitamento materno e humidade da casa. Por outro lado, não foi encontrada qualquer correlação para o tabagismo passivo, ambiente de vida rural ou urbano, idade de diversificação da dieta e infecções em idade precoce [15]. A presença de factores ambientais comuns à OSM e à AR reforça a relação entre estas duas condições.

3.2. Estudo clínico:

3.2.1. Sinais funcionais da otite seromucosa e da rinite alérgica:

Na série de Norhafizah et al, a perda auditiva foi a queixa funcional mais comum. é comum em crianças com OSM persistente, relatada em 81,7% dos casos, seguida por otalgia em 16,9% [12]. Na nossa série, 83% das crianças queixaram-se de perda auditiva e 33% de otalgia. Os especialistas desenvolveram uma pontuação para ajudar a rastrear a rinite alérgica: Score For Allergic Rhinitis (SFAR). Trata-se de uma pontuação quantitativa que varia de 0 a 16 e que engloba oito características da RA. Um valor de SFAR maior ou igual a sete permite uma discriminação satisfatória entre os doentes com e sem RA (Anexo 4). Umapathy et al. avaliaram a associação entre os sintomas a favor da OSM e os sintomas a favor da RA. Foram inquiridas 332 crianças em idade escolar através de um questionário que incluía sintomas otológicos e nasais. Foi observada uma correlação estatisticamente significativa entre os sintomas sugestivos de OSM e os sugestivos de AR (P=0,0000) [16]. No nosso estudo, 43% das crianças com sintomas otológicos de OSM tinham uma queixa rinológica sugestiva de RA. Esses achados ressaltam a importância de se procurar sintomas otológicos em qualquer criança com RA, e sintomas nasais em qualquer caso de OSM.

3.2.2. Classificação da rinite alérgica:

Classicamente, a RA era dividida em RA sazonal, perene ou mista [17]. A última atualização do grupo de trabalho ARIA (Allergic Rhinitis and its Impact on Asthma) classifica a RA de acordo com o facto de ser intermitente ou persistente, e de ser ligeira ou moderada a grave (Anexo 2). De acordo com o estudo de Norhafizah et al, 63,2% das crianças com OSM e RA apresentavam RA persistente, sendo a maioria (33,8%) de intensidade moderada a grave [12]. Esse número foi diferente do encontrado em nosso estudo: 43% das crianças apresentavam sintomas persistentes (Tabela XI).

Tabela XI: Comparação da classificação da rinite alérgica com a literatura.

Classificação de RA	Intermitente ligeira	Intermitente moderada a grave	Ligeiramente persistente	Persistente moderada a grave
Norhafizah et al	13,2%	25%	29,4%	33,8%
Passali et al [6]	19%	22%	18%	41%
O nosso estudo	42%	15%	35%	8%

3.3. Investigações paraclínicas

3.3.1. Investigações :

3.3.1.1. Impedanciometria:

Esta técnica estuda a complacência do sistema tímpano-ossicular através da modificação da pressão do ar no canal auditivo externo [1]. Uma curva plana do tipo B é sugestiva de efusão retro-timpânica, com uma sensibilidade de 89% e uma especificidade de 75%. Ela confirma o diagnóstico de OSM [18]. Martines et al, estudaram os resultados da timpanometria em dois grupos de crianças em idade escolar que sofrem de OSM: crianças atópicas e não atópicas. Verificaram que 79% das crianças atópicas tinham um timpanograma tipo B e 21% um timpanograma tipo C, enquanto 56% das crianças não atópicas tinham um timpanograma tipo B e 44% um timpanograma tipo C [7]. Assim, as crianças atópicas têm maior probabilidade de ter uma curva timpanométrica plana. Eles também descobriram que as crianças atópicas são mais propensas a desenvolver OSM bilateral [7]. Da mesma forma, em nosso estudo, as crianças com RA eram mais propensas a ter um timpanograma tipo B do que o grupo sem RA (100% versus 70%).

3.3.1.2. Audiometria :

A perda auditiva na OSM varia de zero dB a 55 dB. Em 20% dos casos, as crianças com OSM têm um limiar auditivo médio superior a 35 dB, e 5-10% têm um limiar de 40-50 dB [19]. O estudo de Martinez et al, observou que 1,47% das crianças tinham uma perda auditiva superior a 50dB e que todas essas crianças sofriam de RA associada [7]. Norhafizah et al, analisaram o limiar auditivo em dois grupos de crianças com OSM: um grupo com RA associada e outro sem. Eles encontraram uma diferença significativa entre esses dois grupos e concluíram que as crianças com OSM com RA tinham um limiar auditivo significativamente mais alto do que as crianças sem RA [12]. Além disso, o estudo de Martines et al encontrou um limiar de condução aérea mais elevado para as frequências de 500 Hz a 4000 Hz no grupo de crianças atópicas em comparação com um grupo de crianças não atópicas (31,97 dB em comparação com 29,8 dB) [7]. Os resultados do nosso estudo foram consistentes com a literatura. O grupo OSM com RA apresentou um limiar auditivo mais elevado do que o grupo OSM sem RA (43 dB vs. 39,5 dB). A rinite alérgica é, portanto, um fator de piora da audição em crianças com OSM. O diagnóstico precoce e o tratamento eficaz nesta população poderiam evitar as repercussões da OSM na perda auditiva das crianças.

3.3.2. Investigações alergológicas:

3.3.2.1. Determinação da IgE total :

A concentração total de IgE está elevada em 30-40% dos doentes com rinite alérgica, mas pode estar elevada em doentes com outras condições não alérgicas, tornando este parâmetro pouco fiável para o diagnóstico de rinite alérgica [20]. Sharifian et al avaliaram os níveis séricos de IgE em dois grupos de crianças: um grupo com OSM e um grupo de controlo. Encontraram níveis elevados de IgE sérica em 29,7% do grupo com OSM e 14,5% do grupo de controlo. No entanto, não foi observada qualquer diferença significativa entre os dois grupos [16].

3.3.2.2. Testes multi-alergénicos:

Os testes de despistagem multialergénios correspondem a técnicas de ensaio que procuram anticorpos IgE séricos para diferentes alergénios fixados no mesmo suporte. Bchir et al estudaram a correlação entre os testes de alergénios. Encontraram uma correlação entre o Phadiatop e o prick test de 92% para as crianças. O Phadiatop teve uma especificidade de 100%, uma sensibilidade de 92% e uma eficácia de 96% para as crianças [21]. Pode ser utilizado em doentes com pouca suspeita de rinite alérgica, a fim de excluir este diagnóstico [21]. Na nossa série, o Phadiatop foi solicitado em seis crianças e os resultados foram positivos em todos os casos.

3.3.2.3. Identificação do alergénio:

a. Teste cutâneo alergénico:

Os testes cutâneos de leitura imediata (prick tests) são a primeira fase do diagnóstico alergológico. Um estudo transversal tunisino realizado em 2009 incluiu 200 crianças às quais foi realizado um teste cutâneo a 12 pneumalergénios comuns. A prevalência de sensibilização a pneumalergénios foi de 14%. Os ácaros do pó da casa (DP e/ou DF) foram os alergénios implicados na maioria dos casos (96,4% dos casos) [15]. Outro estudo tunisino realizado em 2015 examinou os resultados do teste de punção de pneumalergénios realizado em 1830 crianças. Os pneumalergénios mais comuns encontrados foram os ácaros do pó da casa (72,1%), seguidos do pelo dos animais (35,7%) e dos pólenes (34,9%). A polissensibilização a pelo menos duas famílias diferentes de pneumalergénios foi encontrada em 51,4% das crianças [22]. Na nossa série, 90% dos testes cutâneos positivos revelaram sensibilização aos ácaros do pó da casa. A sensibilização múltipla também foi observada em 90% dos casos.

b. Determinação de anticorpos IgE específicos :

Devido ao seu custo, a determinação da IgE sérica específica só se justifica como teste de primeira linha quando os testes cutâneos não são viáveis (dermatose extensa) ou não podem ser interpretados. No entanto, continua a ser útil quando existe uma discrepância entre o alergénio clinicamente suspeito e os resultados dos testes cutâneos, ou quando se pretende investigar a sensibilidade a um alergénio que não está disponível nos testes cutâneos. Também é recomendado se a dessensibilização específica estiver a ser considerada [23]. Na nossa série, seis crianças do grupo OSM com AR, cujo teste cutâneo foi negativo, beneficiaram de um ensaio de IgE específica.

c. Testes de provocação nasal :

Os testes de provocação nasal a alergénios são úteis no diagnóstico de rinite, quando existe discrepância entre a história, os testes cutâneos e o ensaio de IgE específica, ou quando se pretende evitar um teste de provocação brônquica num doente asmático, por exemplo, ou em certas rinites alérgicas de origem ocupacional [24]. Na nossa série, não foi efectuado qualquer teste de provocação nasal.

3.4. Tratamento médico:

3.4.1. A terapia com corticosteróides:

Os corticosteróides são habitualmente utilizados na prática clínica para o tratamento da OSM, apesar de as directrizes desaconselharem a sua utilização devido à sua ineficácia a longo prazo e aos seus possíveis efeitos adversos [1]. Simpson et al, analisaram o uso de corticosteróides orais e tópicos em crianças com OSM. A sua meta-análise incluiu 12 estudos de perda auditiva causada p o r OSM com um total de 945 crianças. N ã o foi encontrado n e n h u m benefício na resolução da OSM para além de um mês de acompanhamento com corticosteróides orais ou intra-nasais (usados isoladamente ou com antibióticos) [25]. Na nossa série, 50% das crianças receberam corticosteróides orais, 30% das quais tinham AR associada.

3.4.2. Terapia com antibióticos:

A infeção bacteriana há muito que está implicada na génese da otite seromucosa. No entanto, foi demonstrado que a presença de um biofilme no ouvido médio poderia provavelmente proteger as bactérias da ação dos antibióticos [26]. Mandel et al, concluíram que uma combinação de TBAs à base de amoxicilina-ácido clavulânico poderia ser utilizada temporariamente para tratar a otite seromucosa. criançasDiscussão Melhorar os sintomas antes do tratamento cirúrgico. Os antibióticos já não devem ser utilizados por rotina, dado o seu benefício limitado em relação ao seu custo e o aparecimento de estirpes resistentes [26]. Na nossa série, 46,7% das crianças receberam um ATB, 31,7% das quais estavam no grupo OSM com AR. Diante desses resultados, podemos supor que a presença de AR aumenta o uso de corticosteróides e antibióticos no tratamento da OSM em crianças.

3.4.3. Anti-histamínicos e descongestionantes nasais :

Várias meta-análises, revisões sistemáticas e consensos internacionais destacaram a posição dos anti-histamínicos no tratamento da OSM. Numa revisão da literatura, Flynn e Griffin examinaram 16 estudos de crianças com OSM relativos à administração de anti-histamínicos e/ou descongestionantes. O seu trabalho incluiu 1.880 participantes. Não encontraram qualquer benefício estatístico ou clínico para nenhum dos tratamentos. Mesmo assim, os efeitos secundários foram mais frequentes nos indivíduos tratados do que nos não tratados [27]. Por conseguinte, os anti-histamínicos não devem ser utilizados por rotina em crianças com OMSO, mas apenas em crianças com uma alergia associada [27]. Os anti-histamínicos actuam na fase inicial da resposta alérgica, cujo principal mediador é a histamina. A análise da mucosa e efusão do ouvido médio de pacientes atópicos com OSM mostra um predomínio de eosinófilos e níveis elevados de interleucina 5, o que corresponde à fase tardia da resposta alérgica. Por conseguinte, os anti-histamínicos não devem ter qualquer efeito sobre a fisiopatologia da OSM [27]. Na nossa série, os anti-histamínicos foram utilizados exclusivamente em crianças com um diagnóstico confirmado de RA.

Em 2018, foi alcançado um consenso internacional sobre o tratamento da OSM em crianças. Recomenda-se a não utilização de corticosteróides, antibióticos, descongestionantes ou anti-histamínicos para tratar a OSM devido a efeitos secundários, problemas de custos e falta de provas convincentes da eficácia a longo prazo [28].

3.4.4. Imunoterapia anti-alérgica :

É atualmente aceite que a ATI é o único tratamento etiológico para as doenças alérgicas mediadas por IgE, como a rinite alérgica. Para além de tratar os sintomas, a ATI parece ter um efeito preventivo no aparecimento de novas sensibilizações a alergénios em indivíduos mono-sensibilizados e na progressão da rinite alérgica para asma [30]. Assim, a mucosa do ouvido médio é tão capaz de uma resposta alérgica como o resto do trato respiratório superior. A demonstração de respostas do tipo Th2 nos ouvidos médios de doentes atópicos reforça a hipótese de inflamação alérgica na génese da OSM na população atópica [31]. Num estudo de 89 doentes atópicos com OSM, a imunoterapia específica com alergénios resolveu completamente 85% dos ouvidos doentes e melhorou significativamente outros 5,5%. Não foram observados casos de recorrência de OSM nas crianças durante 2 a 8 anos de acompanhamento. Estes resultados apoiam o papel da alergia no desenvolvimento da OSM [32].

3.5. Tratamento cirúrgico: colocação de um aerador trans-timpânico:

O objetivo da colocação da ATT é restaurar a ventilação normal no ouvido médio e drenar a efusão retro-timpânica.

3.5.1. Eficácia da ventilação transtimpânica na audição:

Browning et al, realizaram uma revisão Cochrane em 2010 para avaliar a eficácia do TCA no controlo da perda auditiva devida a OSM. Esta revisão incluiu 10 estudos aleatórios e 1728 participantes. Foi observado um benefício auditivo n o s primeiros 6 meses após a colocação do TAT, com um ganho médio de 12 dB aos três meses e de 4 dB aos 6-9 meses [33]. No nosso estudo, o ganho médio foi de 15 dB aos três meses e 16,7 dB aos seis meses. Da mesma forma, Hellström et al, na sua revisão da literatura de 2011, concluíram que o TCA melhora o limiar auditivo nos primeiros nove meses após a adaptação [34]. No entanto, não foi demonstrado nenhum benefício a longo prazo no desenvolvimento da fala e da linguagem. Assim, tem sido argumentado que a aplicação do TCA no tratamento de OSM melhora os limiares auditivos, desde que o aerador esteja no lugar e seja permeável [35].

3.5.2. Complicações pós-operatórias da colocação de aerador trans-timpânico:

As complicações a curto e médio prazo da TTA são dominadas pela otorreia. A sua frequência varia de 10 a 26% dos casos [35]. No nosso estudo, as crianças com RA associada tinham maior probabilidade de desenvolver otorreia após o TCA (25% em comparação com 7% para crianças sem RA). Estima-se que a frequência de expulsão prematura de um TCA seja de 3,9% [50]. Na nossa série, essa frequência foi de 10% no grupo OSM com RA. A incidência de perfurações residuais foi estimada em 3% dos casos, e está correlacionada com a duração e o número de vezes que o TCA é inserido [35]. Este valor foi de 2% no nosso estudo.

3.5.3. Impacto da rinite alérgica na colocação do aerador trans-timpânico:

Num estudo de coorte que envolveu 323 crianças, foi comparada a incidência da aplicação de uma TAA em crianças sem história de atopia. Verificou-se que as crianças com rinite alérgica nos primeiros 12 anos de vida tinham uma incidência significativamente maior de TAA do que as crianças não alérgicas [36]. Wang et al estudaram a recorrência de OSM após a inserção do TCA. Eles encontraram uma prevalência de recorrência de OSM após a remoção ou extrusão do TCA de 59,6% em crianças com RA associada, que foi maior do que a taxa de prevalência geral de 38,7%. A prevalência de rinite alérgica em crianças com uma segunda inserção de TCA foi de 68%, que foi maior do que a taxa de 29% em crianças curadas [37].

Em nosso estudo, a recorrência da OSM após a remoção do TCA foi observada em 7% das crianças, sendo que 5% delas apresentavam RA associada. Esses resultados reforçam a importância do rastreamento e tratamento da rinite alérgica no manejo da OSM.

CONCLUSÕES

A otite seromucosa é uma condição comum na população pediátrica, com uma prevalência de 15-20% em idade escolar. O objetivo do nosso estudo foi descrever o impacto da rinite alérgica nos resultados clínicos, terapêuticos e audiométricos de crianças submetidas a cirurgia por otite seromucosa. Para tal, realizámos um estudo retrospetivo monocêntrico dos registos das crianças tratadas cirurgicamente por otite seromucosa no Serviço de Otorrinolaringologia e Cirurgia de Cabeça e Pescoço do Hospital Militar de Tunes, durante o período de 2014 a 2021.Foram incluídas crianças em idade escolar (entre os 5 e os 9 anos) submetidas a cirurgia por OSM, com colocação de via aérea transtimpânica (TTA), durante o período de estudo. Foi exigido um seguimento pós-operatório mínimo de 12 meses e um exame audiométrico pós-operatório com a colocação do TTA entre um e três meses após a cirurgia, depois aos seis meses e um exame audiométrico após a sua remoção.Dividimos as crianças em dois grupos: um grupo com rinite alérgica confirmada (grupo OSM com RA) e um grupo sem rinite alérgica (grupo OSM sem RA).A nossa série incluiu 60 crianças, representando uma frequência de 7,5 casos por ano. A idade média foi de 6,5 anos. O rácio entre os sexos foi de 1,14. A história patológica foi dominada pela OMA recorrente encontrada em 23% dos casos. A frequência de creche foi o fator ambiental mais comum. Os sinais otológicos funcionais foram dominados por hipoacusia (83%) e os sinais rinológicos dominados por obstrução nasal e rinorreia (78% cada). A OSM foi bilateral em todas as crianças. O tímpano era opaco em 91,6% dos ouvidos examinados. As crianças do grupo com OSM e RA tinham maior probabilidade de apresentar um timpanograma do tipo B (100% em comparação com 70% no grupo sem RA). O limiar auditivo médio foi mais elevado no grupo OSM com RA (43 dB contra 39,5 dB no outro grupo).Todas as crianças com sintomas de rinite alérgica foram submetidas a uma avaliação alergológica. No final desta avaliação, o diagnóstico de rinite alérgica foi confirmado em 26 crianças (grupo OSM com RA). A prevalência de RA na nossa série foi de 43%. A comparação dos tratamentos médicos recebidos pelos dois grupos mostrou uma maior frequência de prescrição de corticosteróides orais e antibióticos nas crianças do grupo OSM com RA. Todas as crianças relataram uma melhoria subjectiva da audição após o TAT. O ganho auditivo médio aos três e seis meses após o TAT foi menor no grupo OSM com RA (18 dB vs. 21,5 dB aos três meses e 16 dB vs. 18,5 dB aos seis meses para o outro grupo). A duração média do T C A foi de 13 meses [8-18 meses]. Após a remoção do TCA, o limiar auditivo médio foi de 19 dB para o grupo OSM sem AR e 27 dB para o grupo OSM com AR. No pós-operatório, 32% das crianças desenvolveram otorreia (25% no grupo OSM com AR e 7% no grupo sem AR), 17% tiveram expulsão precoce do TCA e 2% tiveram perfuração residual. A recorrência da OSM após a remoção do TCA foi observada em 7% das crianças, 5% das quais no grupo OSM com AR. O nosso estudo mostra que a rinite alérgica é um fator agravante da perda auditiva associada à OM. Aumenta a necessidade de prescrição de medicação, nomeadamente corticosteróides e antibióticos. O TCA é menos eficaz na redução da perda auditiva em crianças com RA. Por fim, as crianças que sofrem de RA têm maior probabilidade de apresentar complicações pós-operatórias após a aplicação da TTA e têm uma maior frequência de recorrência da OSM após a sua remoção.No final do nosso estudo e após uma revisão da literatura, salientamos o papel da alergia na fisiologia da OSM e sublinhamos a necessidade de deteção precoce da rinite alérgica em crianças com OSM. O questionário SFAR deve ser anexado à ficha de consulta de cada criança que apresente OSM. Do mesmo modo, o diagnóstico de RA em crianças deve excluir a presença de OSM através de um exame sistemático dos tímpanos e da avaliação da audição.

REFERÊNCIAS

1. Rosenfeld RM, Shin JJ, Schwartz SR, Coggins R, Gagnon L, Hackell JM, et al. Diretriz de prática clínica: otite média com efusão (atualização). Otolaryngol Head Neck Surg. 2016 Feb;154 Suppl 1:1-41.

2. Zielhuis GA, Rach GH, Van Den Bosch A, Van Den Broek P. The prevalence of otitis media with effusion: a critical review of the literature. Clin Otolaryngol Allied Sci. 1990 Jun;15(3):283-8.

3. Ciprandi G, Torretta S, Marseglia GL, Licari A, Chiappini E, Benazzo M, et al. Alergia e otite média na prática clínica. Curr Allergy Asthma Rep. 2020 Jun;20(8):33.

4. Denneny JC. Agentes ototópicos no tratamento do ouvido drenante. Am J Manag Care. 2002 Oct;8 Suppl 14:353-60.

5. Heinzerling L, Mari A, Bergmann KC, Bresciani M, Burbach G, Darsow U, et al. The skin prick test - european standards. Clin Transl Allergy. 2013 Feb;3(1):3.

6. Passali D, Passali GC, Lauriello M, Romano A, Bellussi L, Passali FM. Alergia nasal e otite média: uma correlação real? Sultan Qaboos Univ Med J. 2014 Feb;14(1):59-64.

7. Martines F, Martinciglio G, Martines E, Bentivegna D. O papel da atopia na otite média com efusão em crianças do ensino primário: investigação audiológica. Eur Arch Otorhinolaryngol. 2010 Nov;267(11):1673-8.

8. Yeo SG, Park DC, Eun YG, Cha CI. The role of allergic rhinitis in the development of otitis media with effusion: effect on eustachian tube function. Am J Otolaryngol. 2007 May;28(3):148-52.

9. Hahm MI, Chae Y, Kwon HJ, Kim J, Ahn K, Kim WK, et al. As casas recentemente construídas afectam a rinite nas crianças? O estudo de fase III do ISAAC na Coreia. Allergy. 2014 Apr;69(4):479-87.

10. Caffarelli C, Savini E, Giordano S, Gianlupi G, Cavagni G. Atopia em crianças com otite média com efusão. Clin Exp Allergy. 1998 May;28(5):591-6.

11. Alles R, Parikh A, Hawk L, Darby Y, Romero JN, Scadding G. A prevalência de distúrbios atópicos em crianças com otite média crónica com efusão. Pediatr Allergy Immunol. 2001 Apr;12(2):102-6.

12. Norhafizah S, Salina H, Goh BS. Prevalência de rinite alérgica em crianças com otite média com efusão. Eur Ann Allergy Clin Immunol. 2020 maio;52(3):121- 30.

13. Humaid AI, Ashraf AS, Masood KA, Nuha AS, Saleh DA, Awadh AM. Prevalência e factores de risco de otite média com efusão em crianças em idade

escolar na região de Qassim, na Arábia Saudita. Int J Health Sci. 2014 Oct;8(4):325-34.

14. Saim A, Saim L, Saim S, Ruszymah BH, Sani A. Prevalência de otite média com efusão entre crianças em idade pré-escolar na Malásia. Int J Pediatr Otorhinolaryngol. 1997 Jul;41(1):21-8.

15. Malouche S, Boussetta K, Ben Hassine L, Malouche K, Siala M, Nessib F, et al. Sensibilizações cutâneas a pneumalergénios em crianças: um estudo transversal de 200 casos.Tunis Med. Oct 2013;91(11):627-32.

16. Annesi Maesano I, Didier A, Klossek M, Chanal I, Moreau D, Bousquet J. O score for allergic rhinitis (SFAR): um método de avaliação simples e válido em estudos populacionais. Allergy. 2002 Feb;57(2):107-14.

17. Umapathy D, Alles R, Scadding GK. A community based questionnaire study on the association between symptoms suggestive of otitis media with effusion, rhinitis and asthma in primary school children. Int J Pediatr Otorhinolaryngol. 2007 May;71(5):705-12.

18. Ciprandi G, Cirillo I, Vizzaccaro A, Tosca M, Passalacqua G, Pallestrini E, et al. Rinite alérgica sazonal e perene: esta classificação é compatível com a vida real? Allergy. 2005 Jul;60(7):882-7.

19. Roberts J, Hunter L, Gravel J, Rosenfeld R, Berman S, Haggard M, et al. Otitis media, hearing loss, and language learning: controversies and current research. J Dev Behav Pediatr. 2004 Apr;25(2):110-22.

20. Karli R, Balbaloglu E, Uzun L, Cinar F, Ugur MB. Correlação dos sintomas com os níveis de IgE total e IgE específica em pacientes que apresentam rinite alérgica. Ther Adv Respir Dis. 2013 Apr;7(2):75-9.

21. Bchir F, Chabbou A, Basly W, Guilloux L, Kamel A, Jeguirim MS, et al. O papel do phadiatop no rastreio da alergia respiratória. Arch Inst Pasteur Tunis. 1989 Jan;66(1-2):25-31

22. Mrassi H, Yangui F, Cherif H, Abdellatif S, Baya C, Triki M, et al. Particularidades clínicas e alergénicas da alergia respiratória em crianças tunisinas. Rev Fr Allergol. abril de 2022;62(3):355.

23. Dayer E. Serum detection of allergen-specific IgE [Internet]. Rev Med Suisse. outubro de 2005;1:1004-9.

24. Serrano E, Percodani J, Didier A. Rinite alérgica. Rev Prat. 2000 Sep;50(14):1537-41.

25. Simpson SA, Lewis R, Van Der Voort J, Butler CC. Esteróides nasais orais ou tópicos para perda auditiva associada a otite média com efusão em crianças. Cochrane Database Syst Rev. 2011 maio;(5):CD001935.

26. Roditi RE, Caradonna DS, Shin JJ. O uso proposto de esteróides intranasais e anti-histamínicos para otite média com efusão. Curr Allergy Asthma Rep. 2019 Sep;19(10):47.

27. Mandel EM, Casselbrant ML. Antibióticos para otite média com efusão. Minerva Pediatr. 2004 Oct;56(5):481-95.

28. Griffin G, Flynn CA. Antihistamines and/or decongestants for otitis media with effusion (OME) in children. Cochrane Database Syst Rev. 2011 Sep;2011(9):CD003423.

29. Simon F, Haggard M, Rosenfeld RM, Jia H, Peer S, Calmels MN, et al. International consensus (ICON) on management of otitis media with effusion in children. Eur Ann Otorhinolaryngol Head Neck Dis. 2018 Feb;135(1):33-9.

30. Pfaar O, Demoly P, Gerth Van Wijk R, Bonini S, Bousquet J, Canonica GW, et al. Recomendações para a normalização dos resultados clínicos utilizados nos ensaios de imunoterapia com alergénios para a rinoconjuntivite alérgica: um documento de posição da EAACI. Allergy. 2014 Jul;69(7):854-67.

31. Daboussi S, Mhamdi S, Aichaouia C, Moetamri Z, Mejri I, Khadraoui M, et al. Imunoterapia sublingual com alergénios na Tunísia: perfil de segurança e eficácia. Rev Fr Allergol. junho de 2018;58(4):299-303.

32. Nguyen LP, Manoukian JJ, Tewfik TL, Sobol SE, Joubert P, Mazer BD, et al. Evidência de inflamação alérgica no ouvido médio e na nasofaringe em crianças atópicas com otite média com efusão. J Otolaryngol. 2004 Dec;33(6):345-51.

33. Hurst DS. Eficácia da imunoterapia alérgica como tratamento para pacientes com otite média crónica com efusão. Int J Pediatr Otorhinolaryngol. 2008 Aug;72(8):1215-23.

34. Hellström S, Groth A, Jörgensen F, Pettersson A, Ryding M, Uhlén I, et al. Tratamento do tubo de ventilação: uma revisão sistemática da literatura. Otolaryngol Head Neck Surg. 2011 Sep;145(3):383-95.

35. Vlastarakos PV, Nikolopoulos TP, Korres S, Tavoulari E, Tzagaroulakis A, Ferekidis E. Grommets na otite média com efusão: a operação mais frequente em crianças. Mas será que está associada a complicações significativas? Eur J Pediatr. 2007 maio;166(5):385-91.

36. Bjur KA, Lynch RL, Fenta YA, Yoo KH, Jacobson RM, Li X, et al. Avaliação da associação entre condições atópicas e colocação de tubo de timpanostomia em crianças. Allergy Asthma Proc. 2012 May;33(3):289-96.

37. Wan XM, Yang J. Uma análise da relação entre o tempo de permanência após a inserção do tubo e a recorrência em crianças com otite média secretora. Lin Chung Er Bi Yan Hou Tou Jing Wai Ke Za Zhi. 2017 Apr;31(7):500-3.

APÊNDICES

Apêndice 1: Formulário de recolha de dados

1. Nome próprio: Número do processo médico:
Idade:
Género:

2. História médica e cirúrgica:

• OMA recorrente:

• Angina recorrente:

• Doença alérgica: Rinite alérgica/ Asma/ Outra:

• Outros:

3. Factores ambientais:

• Tabagismo passivo:

• Humidade:

• Família numerosa/vida em comunidade:

• Presença na creche:

• Aleitamento materno: ausente/ de curta duração/ de duração suficiente

• Outros:

4. Sinais funcionais:

• Perda de audição: dor de ouvido:

• Atraso académico: atraso na linguagem:

• Prurido nasal: obstrução nasal:

• Espirros: Rinorreia:

• Respiração pela boca:

• Inchaço noturno:

• Tempo de desenvolvimento:

5. Exame físico:

- **Exame geral:**

- **Exame otológico (otoscopia):**

Tímpano	Normal	Sem brilho	Bolhas retro-timpânico	De bolso retração	Azul
Orelha direita					
Orelha esquerda					

- **Exame rinológico:**

- Rinoscopia:

- Normal

- Hipertrofia dos cornetos inferiores

- Desvio do septo nasal

- Endoscopia nasal:

- Cavum livre

- Vegetação adenoide obstrutiva

- Vegetação adenoide não obstrutiva

❖ **Exame orofaríngeo:**

- Amígdalas palatinas eutróficas

- Amígdalas palatinas hipertróficas não obstrutivas

- Amígdalas palatinas hipertróficas obstrutivas

6. Investigações paraclínicas:

❖ **Avaliação audiométrica inicial:**

- **Impedanciometria:**

Timpanograma	Tipo A	Tipo B	Tipo C
Orelha direita			
Orelha esquerda			

• **Audiometria tonal pura:**

Ouvido direito (dB)	500Hz	1000Hz	2000Hz	4000Hz
Condução de ar				
Condução óssea				
Ouvido direito (dB)	500Hz	1000Hz	2000Hz	4000Hz
Condução de ar				
Condução óssea				

• **Potenciais evocados auditivos:** SIM / NÃO Resultado:
• **Avaliação da fala e da linguagem:**
❖ **Avaliação alergológica:**
• **Ensaio de IgE total:** SIM/ NÃO Taxa=

• **Teste multi-alergénico:** Positivo/Negativo

• **Teste cutâneo alergénico:** Positivo/NegativoAlergénios:

• **Teste IgE específico:** Positivo/NegativoAlergénios:

7. Tratamento médico:

• Antibioticoterapia:Molécula=/Posologia=/Duração=

• Terapia com corticosteróides orais: Molécula=/Posologia=/Número de cursos=
• Anti-histamínicos orais:Molécula=/ Dosagem=

• Tratamento nasal: Soro fisiológico/ Corticosteróides/ Derivados de sucção
• Imunoterapia para as alergias: Alergénio=

Canal= Duração=

8. Tratamento cirúrgico: colocação de ATT:

❖ Indicação:
❖ Procedimento cirúrgico realizado sob LA/GA:
❖ Tipo de ATT:
❖ Incidente(s) intra-operatório(s):
❖ Acompanhamento pós-operatório:

9. Evolução pós-cirúrgica:

❖ **Controlo de um a três meses após a operação:**

• **Resultados clínicos:**

- Sinais funcionais:

- Exame otoscópico: TPA no local/ Migração do TPA/ Otorréia

- Tratamento recebido

• **Resultados audiométricos:**

Ouvido direito (dB)	500Hz	1000Hz	2000Hz	4000Hz
Condução de ar				
Condução óssea				
Ouvido direito (dB)	500Hz	1000Hz	2000Hz	4000Hz
Condução de ar				
Condução óssea				

❖ **Controlo pós-operatório de seis meses:**

• **Resultados clínicos:**

- Sinais funcionais:

- Exame otoscópico: TPA no local/ Migração do TPA/ Otorréia

- Tratamento recebido

• **Resultados audiométricos:**

Ouvido direito (dB)	500Hz	1000Hz	2000Hz	4000Hz
Condução de ar				
Condução óssea				
Ouvido direito (dB)	500Hz	1000Hz	2000Hz	4000Hz
Condução de ar				
Condução óssea				

❖ **Verificar após a remoção do ATT:**

• **Duração da instalação do ATT:**

- **Resultados clínicos:**

- Sinais funcionais:

- Exame otoscopia: Perfuração perfuração/ Atelectasia/ Colesteatoma
- **Resultados audiométricos:**

Ouvido direito (dB)	500Hz	1000Hz	2000Hz	4000Hz
Condução de ar				
Condução óssea				
Ouvido direito (dB)	500Hz	1000Hz	2000Hz	4000Hz
Condução de ar				
Condução óssea				

- **O OSM volta a atacar:**

- **Recuo pós-operatório:**

Apêndice 2: Classificação ARIA da rinite alérgica

(Rinite alérgica e seu impacto na asma) Versão 2017

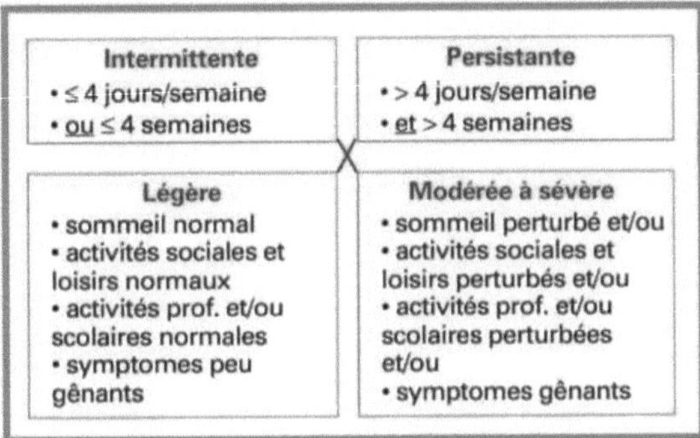

Apêndice 3: Timpanograma (Tipos de curvas)

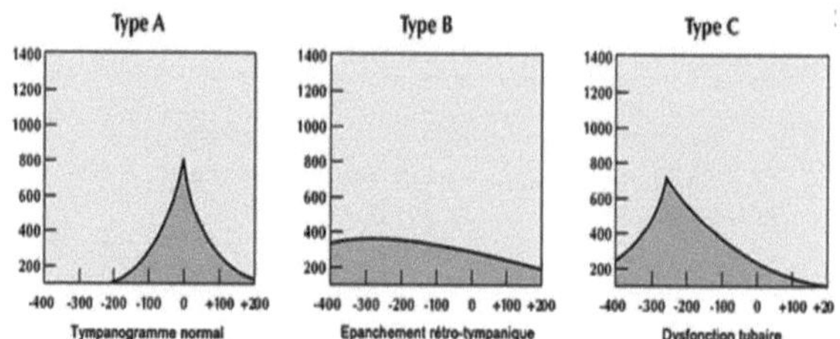

Apêndice 4:Pontuação de rastreio da rinite alérgica: SFAR (Score for Allergic Rhinitis)

Score évaluant la probabilité qu'une rhinite chronique soit d'origine allergique	
Symptômes	**Points**
Obstruction nasale	1
Rhinorrhée	1
Prurit nasal/éternuements	1
Durée des symptômes	1 si > 6 mois 1 pour la saison pollinique (avril-juillet)
Association à une conjonctivite (larmoiement, rougeur, prurit)	2
Facteurs déclenchants : – épithélia d'animaux, moisissures – pollens, acariens, avec ou sans association aux précédents	1 2
Réponse « oui » à la question : « Pensez-vous que votre enfant est allergique ? »	2
Dépistage positif d'allergie	2
Diagnostic positif d'allergie	1
Antécédents familiaux d'allergie	2
Nombre maximal de points : 16. Un score < 7 n'est pas en faveur d'une rhinite allergique.	

IMPACTO DA RINITE ALÉRGICA NA OTITE MÉDIA OPERADA
COM EFUSÃO: ASPECTOS CLÍNICOS, TERAPÊUTICOS E
AUDIOMÉTRICOS
EM CRIANÇAS

Resumo

Introdução :

A otite média com efusão (OME) representa a primeira causa de perda de audição e cirurgia em crianças. A rinite alérgica (RA) foi identificada como um fator de risco independente para a OME.

O objetivo do nosso estudo foi descrever o impacto da RA nos resultados clínicos, terapêuticos e audiométricos, em crianças submetidas a cirurgia por OME.

Métodos :

Fizemos um estudo retrospetivo monocêntrico que incluiu crianças em idade escolar operadas por OME com inserção de tubo de ventilação (TV) no departamento de otorrinolaringologia do hospital militar de Túnis, durante o período de 2014 a 2021. Comparamos o curso clínico e audiométrico pós-operatório de dois grupos de crianças (OME sem RA e OME com RA).

Resultados :

Foram incluídas 60 crianças com idade média de 6,5 anos. O limiar auditivo médio foi maior para o grupo OME com RA (43 dB versus 39,5 dB para o outro grupo). A prevalência de RA foi de 43%. Os ácaros do pó foram os alergénios mais frequentemente envolvidos. O ganho auditivo médio aos três e seis meses após a inserção do TV foi menor para o grupo OME com RA (18 dB vs. 21,5 dB aos três meses e 16 dB vs. 18,5 dB aos seis meses para o outro grupo). A duração média da inserção do TV foi de 13 meses. Após a remoção do TV, o limiar auditivo médio foi de 19 dB para o grupo OME sem RA e 27 dB para o grupo OME com RA. No pós-operatório, 32% das crianças apresentaram otorreia, das quais 25% pertenciam ao grupo OME com RA. A recidiva da OME após a remoção do TV foi observada em 7% das crianças (5% do grupo com RA e 2% do grupo sem RA). O tempo médio de seguimento pós-operatório foi de 17 meses.

Conclusão:

A RA representa um fator agravante na perda auditiva relacionada com a OME. A sua deteção e tratamento precoces são essenciais no tratamento da OME em crianças.

Palavras chave: Rinite alérgica, Otite média com efusão, Tratamento, Evolução, Audiometria

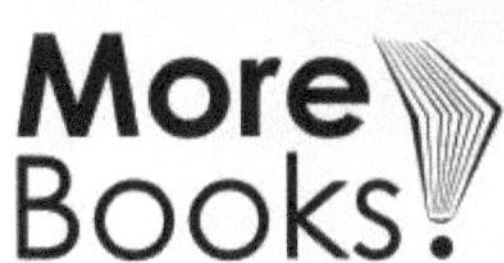

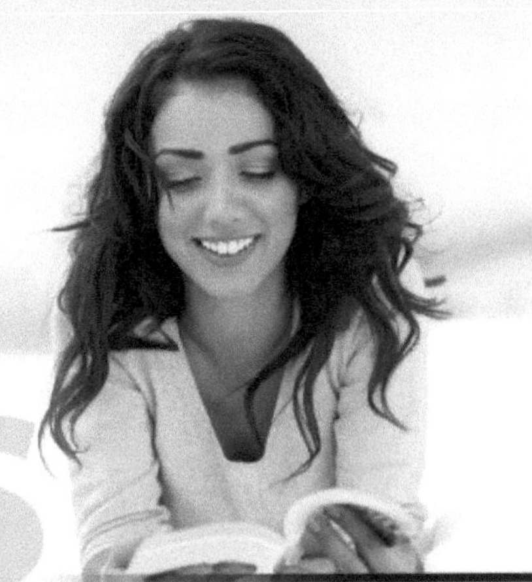

Buy your books fast and straightforward online - at one of world's fastest growing online book stores! Environmentally sound due to Print-on-Demand technologies.

Buy your books online at
www.morebooks.shop

Compre os seus livros mais rápido e diretamente na internet, em uma das livrarias on-line com o maior crescimento no mundo! Produção que protege o meio ambiente através das tecnologias de impressão sob demanda.

Compre os seus livros on-line em
www.morebooks.shop

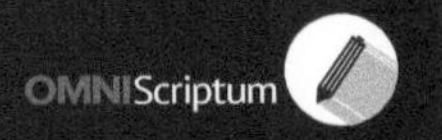

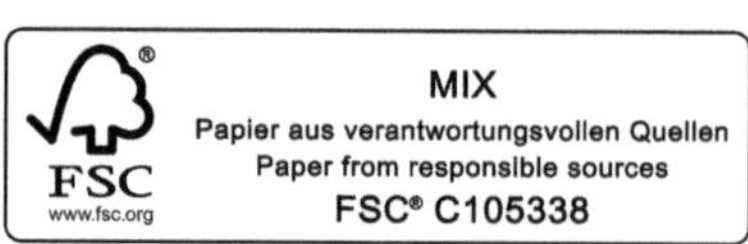

Printed by Books on Demand GmbH, Norderstedt / Germany